BEI GRIN MACHT SICH IHR WISSEN BEZAHLT

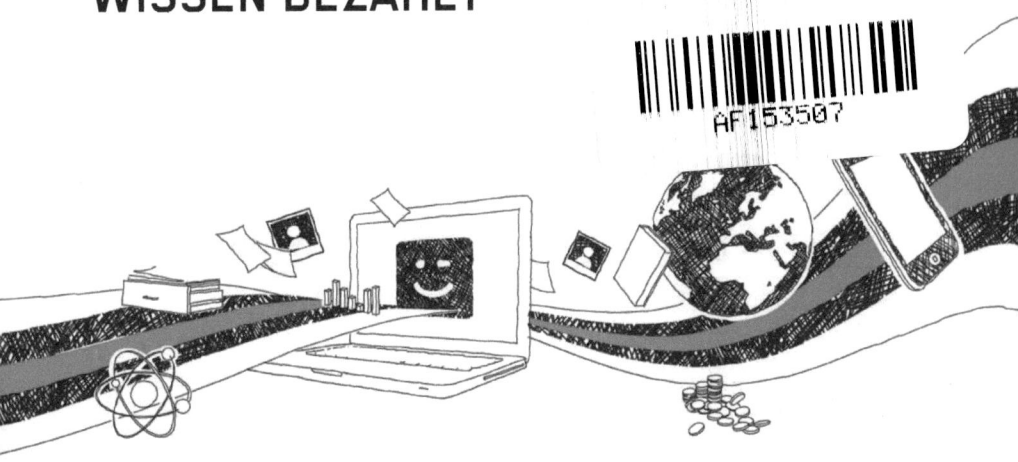

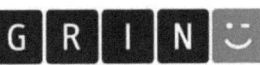

Gängige Medikamente der Psychopharmakologie. Wirkungsmechanismen, Neben- und Wechselwirkungen

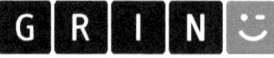

Bibliografische Information der Deutschen Nationalbibliothek:

Die Deutsche Nationalbibliothek verzeichnet diese Publikation in der Deutschen Nationalbibliografie; detaillierte bibliografische Daten sind im Internet über http://dnb.d-nb.de abrufbar.

ISBN: 9783346927446
Dieses Buch ist auch als E-Book erhältlich.

© GRIN Publishing GmbH
Trappentreustraße 1
80339 München

Druck und Bindung: Books on Demand GmbH, Norderstedt Germany
Gedruckt auf säurefreiem Papier aus verantwortungsvollen Quellen

Das Buch bei GRIN: https://www.grin.com/document/1382850

Inhaltsverzeichnis

Abkürzungsverzeichnis

CPZi   Chlorpromazin-Index

KVT   Kognitive Verhaltenstherapie

v.a.   vor allem

Abbildungsverzeichnis

Tabellenverzeichnis

Genderhinweis

Das in der Hausarbeit gewählte generische Maskulin bezieht sich zugleich auf männliche, weibliche und andere Geschlechtsidentitäten.

1. Einleitung

Psychische Erkrankungen sind so alt, wie die Menschheit selbst. Je nach soziokulturellen Hintergründen und gesellschaftlich anerkannten Verhaltensweisen, lassen sich verschiedene Krankheitsbilder klassifizieren. Was in einem Land als normales Verhalten angesehen wird, kann in einem anderen Land Aufgrund gesellschaftlicher Akzeptanz und Toleranz als „unnormal" oder sogar „krank" eingestuft werden. Der Begriff „Gesundheit" lässt sich daher nicht eindeutig definieren. Vom Zustand voller Leistungsfähigkeit eines Organismus, bis körperliches und geistiges Wohlbefinden, zu Freiheit von Defekt, lassen sich verschiedene Definitionen finden (Wittchen & Hoyer, 2006, S. 28–35).

Genauso wie der Wandel der Zeit, hat sich auch die Medizin im Laufe der Jahrhunderte weiterentwickelt und für verschiedene Erkrankungen, Medikamente und weitere Therapiemöglichkeiten, hervorgebracht. Einige medizinische Ansätze, wie die Psychopharmakologie, stecken noch in den Kinderschuhen. Eine zielgerichtete Behandlung verschiedener psychischen Störungen mit Hilfe von Psychopharmaka, entwickelte sich Konkret erst Ende der 1950er -Jahre. In dieser Zeit begann das Labor der französischen Firma Rhône-Poulenc eine Serie von Phenothiazin-Derivaten zu entwickeln. Erste bekannte Berichte aus verschiedenen psychiatrischen Kliniken über die Anwendung und Wirkung wurden gegen Ende der 1952 publiziert. Bis zu dieser Zeit bestand die medikamentöse Behandlung psychischer Erkrankungen ausschließlich mit Sedierung und Schlafedukation. Das große Ziel der Pharmakologie ist es, mit physiologisch begründeten Wirkmechanismen pathophysiologische Veränderungen im Organismus so zu verändern, dass es zu einer Heilung oder Linderung von Krankheitssymptomen kommt. Die Entdeckung und Herstellung der Antipsychotika und Antidepressiva ermöglichte es, große komplexe Krankheitsbilder, wie Schizophrenie und affektive Psychosen zielgerichtet zu behandeln. Eine neurobiologische und biochemische Wechselwirkung der Psychopharmakologie kann auch in der heutigen Zeit noch nicht vollständig erfasst und verstanden werden. Dennoch ist eine gezielte medikamentöse Behandlung verschiedener psychischer Störungen möglich. Die Pharmakologie ist die Wissenschaft, die die Interaktionen des menschlichen Organismus mit Wirkstoffen analysiert und beschreibt (Wittchen & Hoyer, 2006, S. 28–35; Seifert, 2018, S. 6; Hess, 2007, S. 62).

Die Bemühungen, nützlicher Klassifikationssysteme psychischer Störungen, lässt sich sehr weit zurückführen. Für eine genaue Diagnostik psychischer Krankheiten und deren Bezeichnungen, wird in Deutschland der ICD-10 zur einheitlichen Klassifizierung der Störungsbilder verwendet. Der ICD-10 entspricht den derzeitigen Forschungskriterien der WHO und listet die wesentlichen Kriterien der verschiedenen Krankheiten in durchnummerierter Reihenfolge auf. Unter den jeweiligen Punkten befinden sich weitere Unterpunkte, genaue Beschreibungen, sowie Abgrenzungen zu ähnlichen Störungsbildern. Im weiteren Verlauf setzt sich die Hausarbeit mit den verschiedenen möglichen Erkrankungen, die die Aufgabenstellung hervorbringt, laut ICD-10, auseinander (Wittchen & Hoyer, 2006, S. 28–35; *Taschenführer zur ICD-10- Klassifikation psychischer Störungen*, 2015, S. 5–7).

Die vorliegende Hausarbeit soll einen Überblick über die gängigen Medikamente der Psychopharmakologie und die damit verbunden Wirkungsmechanismen, sowie Neben- und Wechselwirkungen, geben. Hierbei wird im Besonderen auf die oben genannte Fragestellung eingegangen. Vom Psychopathologischen Befund, zu verschiedenen Differenzialdiagnosen, hin zur finalen Diagnose/Diagnosen mit vorgeschlagener Medikation.

Zu Beginn werden die geläufigsten Medikamente genauer erklärt. Im weiteren Verlauf wird der Patient vorgestellt, sowie sein Krankheitsbild erläutert. Mögliche diagnostische Ansätze, sowie eine realistische Behandlung werden dargestellt und begründet. Wirkungen und Nebenwirkungen der Behandlung werden im weiteren Verlauf aufgezeigt. Im letzten Teil der Hausarbeit wird auf weitere Behandlungsmöglichkeiten eingegangen. Ein Fazit und ein Ausblick runden die Arbeit ab.

2. Begriffserklärungen

Um eine Wirkung der Medikamente zu gewährleisten, braucht es bestimmte Voraussetzungen und Kenntnisse im Umgang mit verschiedenen Medikamenten. Im weiteren Verlauf der Arbeit wird genauer darauf eingegangen.

2.1. Compliance und Noncomliance

Wichtig für eine wirksame Therapie ist die Compliance. Darunter werden eine Mitarbeit und Kooperation von Patienten an einer medizinischen Behandlung, verstanden. Das Nichteinhalten von Therapiemaßnahmen wird als „Noncompliance" bezeichnet. Wenn eine direkte Absprache mit dem Patienten nicht möglich ist, kann ein Nachweis der Wirksamkeit durch analytische Methoden erfolgen. Diese Methode eignet sich auch, um eine therapeutische Wirksamkeit nachzuweisen. Hierfür werden in der Regel Blutproben entnommen, um den Medikamenten-Spiegel (Therapeutic Drug Monitoring) im Körper messen zu können (*Versorgung - Compliance - Was ist das und wie kann sie verbessert werden?*, 16.05.2023; *Therapeutic Drug Monitoring*, 2021, 22.05.2023).

2.2. Pharmakokinetik

Unter dem Begriff der „Pharmakokinetik" wird das „In-Kontakt-Bringen" von Pharmakon und Lebewesen verstanden, und wurde von Dost 1953 in die wissenschaftliche Terminologie eingeführt. Die Wirkung des Arzneistoffes auf den Organismus, und der Stoffwechselkreislauf, stehen hierbei im Fokus. Die Pharmakokinetik beinhaltet die ADME-Parameter:

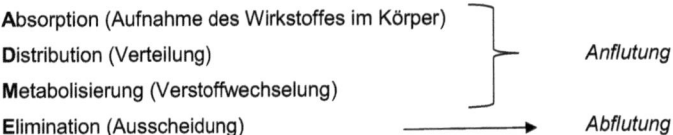

Absorption (Aufnahme des Wirkstoffes im Körper)

Distribution (Verteilung)   *Anflutung*

Metabolisierung (Verstoffwechselung)

Elimination (Ausscheidung)   ⟶   *Abflutung*

Diese Parameter beeinflussen die pharmakologische Wirkung eines Arzneimittels im Organismus und laufen entsprechend einer Kinetik 0. Ordnung oder 1. Ordnung ab. Die Pharmakokinetik analysiert den Weg des Arzneistoffes und liefert Informationen zur optimalen Gestaltung von Therapien, Festlegen, Erreichen und Erhalten therapeutische Spiegel und Beurteilung der pharmakokinetischen Interaktion (Gladtke & Von Hattingberg, 1977, S. 1; Aktories et al., 2022, S. 4–5; Seifert, 2018, S. 21).

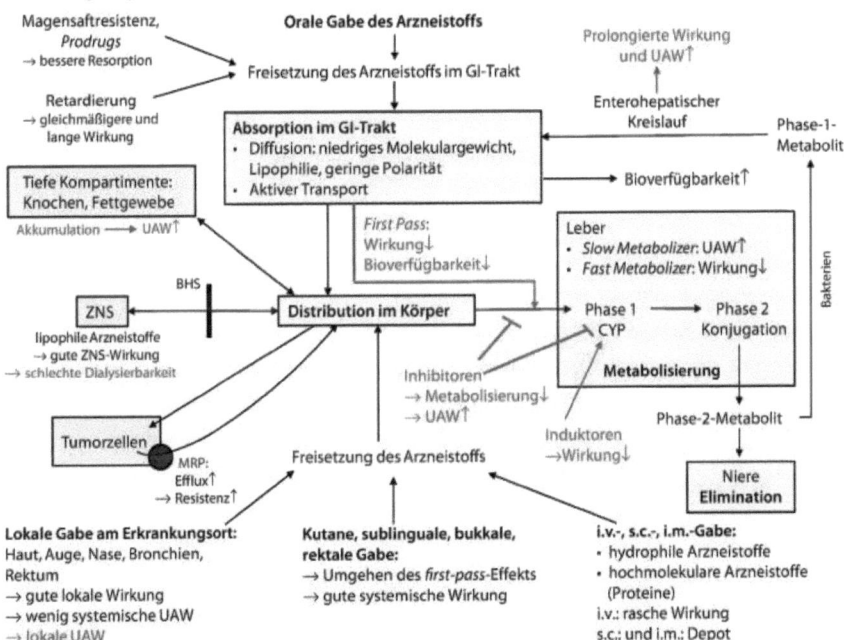

Abbildung 1: Übersicht über die Pharmakokinetik von Arzneistoffen im Organismus: Pharmakotherapeutische Relevanz von ADME-Parametern
(Quelle: Seifert, 2018, S. 21)

2.3. Pharmakodynamik

Die Pharmakodynamik untersucht die Wirkung von Arzneimitteln auf den Organismus. Hierbei werden erwünschte und unerwünschte Wirkungen genauer betrachtet. Der Wirkort des Arzneimittels im Organismus, sowie grundsätzliche Wirkungsweisen auf den Körper, werden analysiert und beschrieben. Darüber hinaus quantifiziert die Pharmakodynamik die Abhängigkeit die Dosisabhängigkeit der Wirkung und dem dazugehörigen Abstand zwischen erwünschten und unerwünschten Wirkungen im Körper. Eine genaue Definition eines Wirkstoffs als Arzneistoff oder Gift, hängt von der Dosis und der Applikationsart des Wirkstoffs und der klinischen Situation ab. Die Wirkung von Arzneimitteln beruht auf den Gesetzen der Chemie und Physik, wobei die häufigsten Wirkungen rezeptorvermittelt sind. Die chemische Synthese „Corpora non agunt nisi soluta" besagt, dass Substanzen nicht umgesetzt werden, wenn sie nicht gelöst sind. Durch die Stimulation oder Blockierung, setzen die Arzneimittel ihre Wirkung frei. Verschiedene Medikamente interagieren hauptsächlich mit spezifischen Zellrezeptoren. Hierbei werden Agonisten, Antagonisten und inverse Agonisten unterschieden. Ein Agonist ist eine Substanz, und wird als Verursacher einer bestimmten Aktion bezeichnet. Wird in der Pharmakologie eine Substanz gehemmt, und keine bedeutsame pharmazeutische Wirkung erreicht, bezeichnet man diesen Gegenspieler als Antagonisten. Die Antagonisten lassen sich noch weiter in kompetitive Antagonisten, nicht kompetitive Antagonisten, funktionelle Antagonisten und direkte Antagonisten einteilen (Aktories et al., 2022, S. 10; Freissmuth et al., 2020, S. 42-47; Seifert, 2018, S. 4).

2.4. Indikation

Bevor Psychopharmaka zum Einsatz kommen, ist eine Diagnose Voraussetzung. Die genaue Definition von Symptomen und das persönliche Erleben des Patienten seiner Krankheit, sowie das Einbeziehen seiner Mitmenschen (wenn nötig), sind zu beachten. Die sogenannten Psychosen werden mit Psychopharmaka behandelt (Laux 2013, S. 18).

2.5. Arzneimittelinteraktionen

Unerwünschte Interkationen werden als Wechselwirkungen verschiedener Arzneistoffe bezeichnet. Je mehr Medikamente parallel eingenommen werden, desto höher ist die Gefahr, dass sich Wechselwirkungen einstellen (DocCheck, 2021, 25.05.2023).

2.6. Nebenwirkungen

Unter dem Begriff Nebenwirkung ist eine unerwünschte Arzneimittelwirkung zu verstehen, die zusätzlich zu der erwünschten Wirkung auftritt. Ein ideales Präparat soll gezielt gegen die Erkrankung wirken und kein gesundes Gewebe beschädigen oder negativ beeinflussen. Bei einigen Medikamenten konnte jedoch festgestellt werden, dass sich ein weitere nicht vorhersagbarer positiver Nebeneffekt auf andere Erkrankungen einstellte, wenn ein Medikament genommen wurde (DocCheck, 2023, 01.Juni.2023; Freissmuth et al., 2020, S. 80–81).

3. Psychopharmaka

Psychopharmaka schaffen bei bestimmten Erkrankungen eine Basis für eine weitere psychotherapeutische Behandlung und andere Therapiemaßnamen. Die Psychopharmaka werden als Teil des Behandlungsplans empfohlen, vom behandelten Arzt verordnet und die Einnahme der Medikamente in Art und Dauer, überwacht. Wenn wir das Wort Psychopharmaka trennen, kommen wir zu den Wörtern „Psycho " für „ Hauch, Atem, Leben, Seele " und „Pharmakon " für „Heilmittel, Gift". Der Begriff Psychopharmaka fasst mehrere Arzneimittel zusammen, welche auf die Psyche der Menschen wirken und in der Medizin bei psychischen Störungen verwendet werden (*Duden | Herkunft und Bedeutung von „Psychopharmaka"*, 02.Juni 2023).

Wie wirken die eingesetzten Psychopharmaka und welche Effekte können diese Medikamente hervorrufen?

3.1. Klassifikation antidepressiv wirkender Psychopharmaka

Antidepressiva beeinflussen gezielt die Depression-Symptomatik im Allgemeinen. Zu diesen gehört die Stimmung, der Antrieb und die Leistungsinsuffizienz. Die Depression ist eine sehr häufig auftretende psychiatrische Erkrankung, die durch verschiedene Faktoren ausgelöst werden kann. Neurobiologische Ursachen sind bis jetzt allerdings nicht ausreichend geklärt. Einige Theorien der Pathogenese depressiver Störungen umfassen eine Dysfunktion zentralnervöser Neuromodulatoren, eine Veränderung neuroendokriner Systeme und einen Mangel an nekrotrophen Faktoren. Antidepressiva sind eine heterogene Gruppe von Medikamenten, die bei verschiedenen Symptomen der Depression einen positiven Therapieeffekt erbringen. Zudem entfalten sie bei einer Reihe weiterer Störungsbilder Wirksamkeit, sodass die Bezeichnung „Antidepressiva" nur einen Teilaspekt der therapeutischen Möglichkeit darstellt. Sie werden z.B. auch bei der Behandlung von Schlafstörungen, Schmerzstörungen oder Angststörungen angewendet. Der Vorteil von Antidepressiva ist, dass kein Abhängigkeitsrisiko besteht. Die Dosierung der Antidepressiva ist unterschiedlich. Ältere Antidepressiva werden mit geringerer Dosis beginnend und einschleichend dosiert, um Nebenwirkungen gering zu halten. Bei nebenwirkungsärmeren SSRI kann mit einer gleich wirksamen Dosis begonnen werden. Eine maximale Wirkung der Antidepressiva ist im Verlauf von mehreren Wochen oder Monaten erkennbar. Der Effekt ist individuell verschieden, wobei typischerweise im Behandlungsverlauf zunächst Nebenwirkungen auftreten, bevor der eigentliche Effekt erkennbar ist. Eine Behandlung sollte möglichst frühzeitig beginnen, um von einem schnellen Therapieerfolg zu profitieren, und um Schäden im Hippocampus zu vermeiden. Mögliche Nebenwirkungen, wie Gewichtszunahme, Sedierung, Mundtrockenheit, Obstipation, Schlafstörungen und sexuelle Funktionsstörungen, können eine Entwicklung von Non-Compliance hervorrufen (Laux 2013, S. 10f).

Die Psychopharmaka werden nach Laux in folgende Gruppen eingeteilt:

- Antidepressiva
- Stimmungsstabilisierer
- Antipsychotika/Neuroleptika
- Tranquilizer (Beruhigungsmittel)
- Hypnotika (Schlafmittel)
- Antidementiva
- Psychostimulanzien
- Entzugs- und Entwöhnungsmittel (Laux 2013, S. 10f).

Die Folgende Tabelle zeigt die Hauptindikationen von Psychopharmaka:

Indikation	Tranquilizer	Hypnotika	Antidepressiva	Neuroleptika/ Antipsychotika
Schlafstörungen	-	+	+	(+)
Erregungszustände	++	-	-	+
Angst/ Panikzustände	+	-	+	-
Zwangsstörungen	-	-	+	-
Depressionen	(+)	-	++	-
Psychotische Zustände/ Schizophrenien	(+)	-	-	++

- nicht indiziert, (+) kurzfristige Gabe, + mögliche Therapie, ++ bevorzugte Therapie

Tabelle 1: Hauptindikationen von Psychopharmaka
(Quelle: Eigene Darstellung in Anlehnung an Laux, 2013, S. 19)

Des Weiteren können Antidepressiva nach verschiedenen Zusammensetzungen unterscheiden werden:

- Selektive Serotonin-Wiederaufnahmehemmer (SSRI)
- Selektive Noradrenalin-Wiederaufnahmehemmer (SNRI)
- Nichtselektive Monoaminwiederaufnahmehemmer
- Kombinierte 5-HT- und NA-Wiederaufnahmehemmer (SSNRI)
- Kombinierte selektive NA- und Dopamin (DA)- Wiederaufnahmehemmer (NDRI)
- Noradrenerg/spezifisch serotonerges Antidepressivum mit α2-Adrenozeptor-antagonistischer Wirkung (NaSSA)
- Monaminoxidase-Hemmer (MAOH)

An der Wirkung der Psychopharmaka sind folgende Botenstoffe beteiligt:

- Noradrenalin
- Dopamin
- Serotonin
- Histamin
- Acetylcholin
- Adenosin
- Gamma-Aminobuttersäure
- Glutaminsäure

Eine klassische Behandlung einer Depression ist in drei Phasen unterteilt:

- Akuttherapie
- Erhaltungstherapie
- Langzeit- und Rezidivprophylaxe

Weitere Depressionsbehandlungen, die die medikamentöse Therapie unterstützen:

- Sport
- Lichttherapie
- Autogenes Training
- Tiefenstirnstimulation / Elektrokrampftherapie in schweren Fällen

(Benkert & Hippius, 2009, S. 22–30; Seifert, 2018, S. 328–329; Tölle & Windgassen, 2009, S. 364–367; 3 Therapieplanung, 01.Juni 2023; Schmidt & Estler, 2006, S. 216f).

3.2. Antipsychotika

Antipsychotika werden hauptsächlich dann verwendet, wenn sich eine antipsychotische Wirkung einstellen soll. Die Psychose ist eine schwere psychische Störung, die auch Seelenkrankheit bedeutet. Der Patient verliert den Bezug zur Realität, nimmt sich und seine Umwelt verändert wahr und es treten oft Störungen im Denken auf. Durch Sinnestäuschungen, Störungen der Ich-Grenze und Wahnvorstellungen, die nicht von alleine korrigiert werden können, verliert der Patient den Bezug zur Realität. Die fehlende Krankheitseinsicht stellt eine große Problematik in der Behandlung dar. Erkrankte empfinden sich selbst nicht als krank und die Durchführung der Therapie kann durch eine mangelnde Verlässlichkeit der Patienten gefährdet sein. Am weltweit häufigsten tritt die Psychose in Form einer Schizophrenie auf. Mit einer Prävalenz von 1%, sind Männer und Frauen gleich häufig betroffen. Die Ursachen der Erkrankung sind multifaktoriell, wobei bei Überwiegen der Stressoren in der Relation zur Vulnerabilität eine Schizophrenie entstehen kann. Drogenkonsum wie THC, Alkohol und Halluzinogenen sowie die Einnahme indirekter Sympathomimetika kann die Entstehung einer Schizophrenie begünstigen. Die Behandlung psychotischer Erkrankungen erfolgt mit Antipsychotika oder sogenannten Neuroleptika. Neuroleptika wirken umso stärker antipsychotisch, je größer ihre extrapyramidal-motorischen Nebenwirkungen sind (Seifert, 2018, S. 340 - 348; Tölle & Windgassen, 2009, S. 366–368; Laux & Dietmaier, 2013, S. 137–138).

Antipsychotika lassen sich nach chemischer Struktur, antipsychotischer Potenz oder Wirktypen einteilen. Hochpotente Antipsychotika wirken in niedriger bis mittlere Dosierung antipsychotisch ohne zu sedieren, während niederpotente in niedriger bis mittlere Dosierung eher sedierend und weniger antipsychotisch wirken. Gemeinsam ist ihnen ein Antagonismus am D2-Rezeptor. Die Affinität zum D2-Rezeptor korreliert mit der antipsychotischen bzw. dampfenden Eigenschaft. Die neueren atypischen Antipsychotika weisen überwiegend zusätzlich eine antagonistische Aktivität am 5-HT2A-Rezeptor auf.

Klinische Einteilung der Neuroleptika in:

- Niedrigpotente Neuroleptika: kaum antipsychotisch, stark sedierend (CPZi ≤ 1,0)
- Mittelpotente Neuroleptika: mittelstark antipsychotisch, mittelstark sedierend (CPZi = 1,0-10,0)
- Hochpotente Neuroleptika: stark antipsychotisch, wenig sedierend, starke Nebenwirkungen (CPZi › 10,0)

Zudem werden atypische und typische Neuroleptika unterschieden. Als atypisch werden die bezeichnet, die die typischen Nebenwirkungen der Neuroleptika seltener hervorrufen. Dies wirkt sich positiv auf die Compliance des Patienten aus. In der akuten Krankheitsphase liegt die Behandlung der Psychose mit Psychopharmakotherapie im Vordergrund. Es sollte so früh wie möglich mit der Behandlung begonnen werden, um einen günstigen Verlauf zu prognostizieren. Im weiteren Verlauf kann die Behandlung durch Psychotherapie, z.B. KVT, Tiefenpsychologie, systemische Therapie und Gesprächstherapie erweitert werden (Seifert, 2018, S. 340 - 348; Tölle & Windgassen, 2009, S. 366–368).

3.3. Antimanika und Stimmungsstabilisatoren

Bipolare affektive Störungen sind Mischbilder, die von extremen Schwankungen der Stimmung, des Antriebs und der Aktivität im Wechsel von manischen und depressiven Episoden, zeigen. Diese Phasen gehen weit über das Normalmaß an Schwankungen hinaus und können von Psychosen begleitet werden. Das Hauptmerkmal von Manie und Hypomanie ist eine stark gehobene oder gereizte Stimmung. Die Häufigkeit der bipolaren Störung liegt bei ca. 3-4% der Bevölkerung und gehört zu den zehn meist auftretenden Erkrankungen, die zu einer dauerhaften Behinderung führen. Vor allem die Suizidalität während der depressiven Phasen stellt große Probleme für die Betroffenen dar. Eine große Herausforderung der Behandlung einer bipolaren affektiven Störung ist es, die abwechselnde Depression und Manie zu behandeln. Zwischen den manischen und depressiven Phasen liegen Zeiten normaler Stimmung. Die Diagnose ist schwer zu stellen, da die Abgrenzung zu Schizophrenie nicht einfach ist und die Patienten oft keine Krankheitseinsicht zeigen. Mögliche Ursachen der Erkrankung können genetische, soziale anatomische oder biochemische Faktoren sein, sowie Drogenmissbrauch. Bei akuter Manie wirken typische und atypische Antipsychotika. Sie wirken gegen die Erregungszustände und Wahnvorstellungen. Sobald eine akute Manie überwunden ist, muss eine Phasenprophylaxe mit Stimmungsstabilisatoren (*mood stabilizer*) beginnen, um einen raschen Phasenwechsel mit Stimmungsstabilisatoren zu behandeln. Mit Antiepileptika können pathologische Neuronenaktivität mit einer gewissen Selektivität gehemmt werden. Diese Wirkung kommt auch bei bipolarer Störung zur Geltung. Vor allem wirkt Valproinsäure prophylaktisch auf das Auftreten manischer Phasen, während vorwiegend Lamotrigin, ein Medikament zur Behandlung von Epilepsie, das Auftreten depressiver Phasen verhindert. Lithium verhindert das Auftreten manischer und depressiver Phasen und reduziert außerdem das Suizidrisiko. Das Medikament bleibt bis zu seiner Ausscheidung unverändert und es findet keine Verstoffwechselung im Körper statt. Der genaue Wirkmechanismus von Lithium ist bisher nicht eindeutig geklärt.

Mit einer Wirkung ist innerhalb von zwei Wochen zu rechnen. Nebenwirkungen wie Tremor, Durst und Gewichtszunahme könne die Compliance der Patienten schwächen. Olanzapin und Quetiapin haben ebenfalls eine nachgewiesene antimanische Wirksamkeit und sind für diese Indikation zugelassen. Bei Olanzapin ist die phasenprophylaktische Wirksamkeit nachgewiesen, aber diese Zulassung beschränkt sich auf Patienten, die in der Akutbehandlung (der Manie) auf Olanzapin angesprochen haben. Die Substanz schützt zudem besser gegen manische als gegen depressive Rezidive (Hautzinger & Thies, 2009b; Tölle & Windgassen, 2009, S. 237-367; Seifert, 2018, S. 336; Benkert & Hippius, 2009, S. 124; Laux & Dietmaier, 2018, S. 120–121).

Folgende Tabelle zeigt eine Übersicht der Stimmungsstabilisatoren

Gruppe	Hauptindikation	Dosierung	Plasmaspiegel
Lithium	Manie,	400-900-mg	0,8-1,2 mmol/l
	Rezidivprophylaxe		0,5-0,8mmol/l
Antikonvulsiva			
Carbamazepin	Manie, Rezidivprophylaxe	600-1800 mg/Tag	6-12 µg/ml
Lamotrigin	Bipolare Depression	25-200 mg/Tag	
Valproat	Manie, Rezidivprophylaxe	600-2400 mg/Tag	50-100 µg/ml
Atypische Antipsychotika			
Olanzapin	Manie, Rezidivprophylaxe	5-15 mg/Tag	
Quetiapin	Manie, Rezidivprophylaxe	300-750mg/Tag	

Tabelle 2: Stimmungsstabilisierer
(Quelle: Eigene Darstellung in Anlehnung an Laux, 2013, S. 121)

3.4. Tranquilizer

Anxiolytika sind angstlösende Substanzen, auch als Beruhigungsmittel bekannt, unter deren die Benzodiazepine die wichtigste Gruppe darstellen. Die anxiolytische Komponente wird durch eine beruhigende und emotional entspannende Wirkung unterstützt. Wegen der zusätzlichen sedierenden und entspannenden Effekte, wird auch der Begriff „Tranquilizer" verwendet. Die Medikamente werden hauptsächlich zur Behandlung von Angststörungen und als Zusatzmedikation zur Behandlung chronischer Formen der Epilepsie eingesetzt. An der Entstehung von Angst- und Panikstörungen sind genetische Faktoren, neurochemische Auffälligkeiten in verschiedenen Neurotransmittersystemen, v. a. im GABA-System, ungünstige kognitive Verarbeitungsprozesse und ungünstige Lernerfahrungen beteiligt. Die Gefahr eines Abhängigkeitsrisikos im Umgang mit Anxiolytika ist groß, daher ist die Indikation eng zu stellen und nicht von Dauer sein. Eine Verordnung mit der niedrigsten notwendigen Dosis sollte möglichst nicht über sechs Wochen hinaus erfolgen. Bis auf Schwindel, Übelkeit, Unruhe, Tagesmüdigkeit, Einschränkung der Leistungsfähigkeit und Kopfschmerzen sind wenig weitere Unerwünschte, über die Gefahr des Missbrauchs und der Abhängigkeitsentwicklung hinausgehende, Nebenwirkungen bekannt. Die Fahrtauglichkeit oder das Bedienen von großen Maschinen sind unter Benzodiazepin eingeschränkt oder sogar vollständig aufgehoben. Sollte grüner Star, schweres Asthma, Schlafapnoe und Muskelschwäche beim Patienten vorliegen, dürfen keine Benzodiazepine verordnet werden.

Die heterogene Gruppe der Psychopharmaka setzt sich aus weiteren verschiedenen Gruppen zusammen:

- Antipsychotika
- Benzodiazepine
- Antiepileptika
- Betablockern
- Antidepressiva

(Tölle & Windgassen, 2009, S. 370–371; Benkert & Hippius, 2009, S. 321; Hautzinger & Thies, 2009; Vögtli, 2007 6. Juni 2023; Laux & Dietmaier, 2018, S. 161–162).

4. Der Patient

Der Patient Herr W., ein 43-Jähriger Mann, wird von seinem Nachbarn in die psychiatrische Klinik gebracht. Sein Verhalten wäre besorgniserregend und seltsam, beschreibt der Nachbar den Patienten. Herr W. schreie nachts, hat die Fenster mit Geschenkpapier beklebt, mindesten 5 Kilo an Gewicht verloren und berichtet, von Strahlen beschossen zu werden, hinter die der BND steckt. Der Patient ist alleinstehend und hatte eine Arbeit als Verkäufer in der Computerabteilung eines Kaufhauses. Diese Arbeit wurde ihm gekündigt, da Herr W. sich nicht mehr darauf konzentrieren konnte und seine Zeit damit verbrachte, sich und die Firma vor Cyberangriffen der Geheimpolizei zu schützen. Der Konsum von Cannabis helfe ihm, runter zu kommen.

4.1. Psychopathologischer Befund:

Das allgemeine Erscheinungsbild von Herrn W. wirkt vernachlässigt und ungepflegt. Die Körperhygiene wird nicht mehr eingehalten, Haare und Zähne sind länger nicht gewaschen oder geputzt worden. Seine Kleidung ist fleckig und riecht unangenehm. Herr W. ist für die Jahreszeit nicht angemessen gekleidet und zeigt dabei keinerlei körperliche

Reaktion. Er wirkt nicht altersentsprechend, eher vorgealtert. Die Begrüßung seinerseits ist feindselig. Eine erste Konversation ist mühselig, da Herr W. die Fragen starr oder nicht beantwortet. Er vermeidet Blickkontakt und wirkt unruhig. Einen Sitzplatz lehnt er ab, was seiner schweren Unruhe zugrunde liegt.

Auf vorsichtige und weitere Nachfragen seiner derzeitigen Situation reagiert er gereizt und angespannt. Die Augenbewegungen lassen darauf schließen, dass er sich beobachtet fühlt. Seine Körperhaltung ist zunehmend angespannt und die Sprache wirr bis bizarr. Herr W. flüstert, um nicht von den „Anderen" gehört zu werden. Zudem redet er sehr schnell und abgehakt.

Sein quantitatives Bewusstsein ist wach. In der Qualität zeigt sich eine Überwachheit, die sich eingeengt und psychotisch darstellt.

Zeitliche- und örtliche Orientierung sind unscharf und vage. Die derzeitige Situation wird von Herrn W. nicht richtig erkannt und einsortiert.

Das Kurzzeitgedächtnis ist teils von Wortfindungsstörungen begleitet. Zum Langzeitgedächtnis kann derzeit kein Befund erhoben werden. Die Merkfähigkeit ist ebenfalls nicht überprüfbar, da Herr W. nicht an einer Kooperation interessiert ist.

Herr W. beschreibt, dass er sich nicht lange auf etwas Konzentrieren könne, da seine Gedanken von den „Anderen" mitgenommen werden. Deshalb müsse er sich abschirmen.

Die umständliche Denkweise und die sprunghafte Denkstruktur erschweren es dem Patienten, konkret auf Fragen zu antworten und seine Gedanken sinnvoll zu ordnen. Zudem fühlt sich Herr W. verfolgt, beobachtet und ausspioniert. Halluzinationen habe er keine, denn die Vorkommnisse, dass er bestrahlt wird und seine Gedanken entzogen werden, seien real. Ein Verfolgungswahn, Beeinträchtigungswahn und Größenwahn lassen sich zu diesem Zeitpunkt nicht ausschließen, und müssen näher untersucht werden. Eine Ich-Störung ist ebenfalls in Betracht zu ziehen.

Es zeigen sich deutliche Zwangshandlungen, wie das verdunkeln der Räume, das Kontrollieren der Zimmer und der Umgebung, sowie ein ambivalenter, labiler Affekt. Eine Krankheitseinsicht fehlt, was keinen freiwilligen Aufenthalt in der Klinik ermöglicht. Der Patient wird vorerst Zwangsaufgenommen.

Eine Suizidalität kann derzeit ausgeschlossen werden. Enge Beobachtung wird dennoch empfohlen (*Befundomat.de*, 08. Juni 2023.).

4.2. Verdachtsdiagnosen:

Aufgrund des erhobenen Befundes müssen verschiedene mögliche Diagnosen betrachtet werden. Vorab sind erst einmal eine Blutuntersuchung (großes Blutbild) und weitere Untersuchungen auf Rauschmittel und Alkohol im Blut durchzuführen. Es muss abgeklärt werden, ob und welche Medikamente Herr W. zu sich nimmt, oder seit längerer Zeit nicht mehr von ihm genommen wurden. Empfohlen wird ebenfalls ein bildgebendes Verfahren des Gehirns, um mögliche Schäden oder Erkrankungen auszuschließen. Des Weiteren empfiehlt sich eine genaue neurologische Untersuchung mit Ganzkörperstatus, sowie ein EEG. Der Blutdruck ist ebenfalls zu dokumentieren.

Mögliche Störungsbilder:

F12.0 akute Cannabinoidintoxikation

Da der Patient angegeben hat, dass er wegen seiner Situation vermehrt Cannabis konsumiert, muss diese Diagnose in Betracht gezogen werden. Das funktionsgestörte Verhalten und die Wahrnehmungsstörungen, in Form von Angst, Misstrauen, paranoiden Vorstellungen, Einschränkung der Urteilsfähigkeit, Derealisation und Aufmerksamkeitsstörung, sind einige Merkmale der Diagnose. Diese werden von Herrn W. erfüllt und sind befundrelevant (Taschenführer zur ICD-10-Klassifikation psychischer Störungen, 2015, S. 68).

F05 Delir, nicht durch Alkohol oder andere psychotrope Substanzen bedingt

Durch die Beeinflussung des Kurzzeitgedächtnisses sowie der zeitlichen Desorientierung, den vermehrten Redefluss und dem plötzlichen Beginn und Änderung der Symptomausprägung im Tagesablauf, muss diese Diagnose ebenfalls berücksichtigt werden. Eine genaue Untersuchung des Gehirns ist notwendig, um hirnorganische Schäden auszuschließen (Taschenführer zur ICD-10-Klassifikation psychischer Störungen, 2015, S. 42).

F23 akute vorübergehende psychotische Störungen

Das Denken und die Wahrnehmung sind derzeit grundlegend gestört. Der inadäquate Affekt macht sich deutlich bemerkbar. Im Verlauf zeigten sich Kontrollwahn, Beeinflussungswahn und eine starke Wahnwahrnehmung (vom BND überwacht zu werden) des Patienten. Starke körperliche Erregung, Negativismus, zerfahrene Sprache und inadäquater Affekt können beobachtet werden. Hinzu zeigt sich ein akutes Krankheitsbild mit schnellem Verlauf, welches durch eine schwere Störung des normalen Verhaltens charakterisiert ist. Wenn sich keine Hinweise auf organische Ursachen finden lassen, oder eine erhöhte Dosis von Rauschmitteln, ist diese Diagnose in Betracht zu ziehen. Diese Störung kann im Zusammenhang mit einer akuten Belastung stehen. Sobald der Patient fähig ist, Gespräche zu führen, kann nach Vorfällen in der Vergangenheit gefragt werden (Taschenführer zur ICD-10-Klassifikation psychischer Störungen, 2015, S. 107–108).

F23.0 akute polymorphe psychotische Störung ohne Symptome einer Schizophrenie

Die akute psychotische Störung geht mit Wahnphänomenen und Wahrnehmungsstörungen einher. Die Ausprägung ist tagesformabhängig, vielseitig und unbeständig. Die psychotischen Merkmale erfüllen nicht die Kriterien der Schizophrenie, beginnen abrupt und entwickeln sich selbstständig und rasch zurück, ohne Rückfall (Taschenführer zur ICD-10-Klassifikation psychischer Störungen, 2015, S. 109).

F23.1 akute polymorphe Störung mit Symptomen einer Schizophrenie

Die Symptome einer Schizophrenie F20 liegen vor. (Kontrollwahn, Beeinflussungswahn, Wahnwahrnehmung, katatone Symptome wie Erregung, negative Symptome wie inadäquater Affekt). Kriterien A., B., C., und D., F23.0 sind erfüllt (Taschenführer zur ICD-10-Klassifikation psychischer Störungen, 2015, S. 93-111).

F23.3 andere* akute vorübergehend wahnhafte psychotische Störungen

Es sind die Kriterien der F23 erfüllt. Es liegen stabile Wahnideen die nicht auf eine Schizophrenie zurückzuführen sind, vor. Der Zeitraum beträgt länger als einen Monat (Taschenführer zur ICD-10-Klassifikation psychischer Störungen, 2015, S. 112-113).

F30.2 Manie mit psychotischen Symptomen

Die Stimmung des Patienten ist gereizt und deutlich abnorm. Deutliche Überaktivität, Aufmerksamkeitsdefizit Größenideen und starkes Misstrauen können beobachtet werden. Wahnideen, wie der Verfolgungswahn, macht sich bemerkbar. Missbrauch psychotroper Substanzen muss ausgeschlossen werden (Taschenführer zur ICD-10-Klassifikation psychischer Störungen, 2015, S. 109).

4.3. Diagnosen:

F12.0 akute Cannabinoidintoxikation

Eine akute Intoxikation ruft Symptome hervor, die nicht ohne Substanzmissbrauch oder körperlichen Erkrankungen erklärbar sind. Psychische Verhaltensänderungen oder Verhaltensstörungen treten hierbei ebenfalls in Erscheinung. Zudem lässt sich ein deutlicher Nachweis eines erst kürzlich erfolgten Konsums in hohen Dosen nachweisen.

In diesem Fall wurde der Patient positiv auf Cannabis getestet. Die zusätzlichen Wahrnehmungsstörungen, sowie Euphorie, Angst, Mistrauen und paranoiden Vorstellungen, können ebenfalls beobachtet werden. Des Weiteren liegen bei einer akuten Cannabiniodintoxikation die Einschränkung der Urteilsfähigkeit, Aufmerksamkeitsstörung, Derealisation und eine mögliche Tachykardie vor. Werden die Substanzen abgesetzt, die solche Reaktionen hervorruft, kann eine schnelle Besserung der Symptomatik bis zur vollständigen Genesung beobachtet werden (*Taschenführer zur ICD-10-Klassifikation psychischer Störungen*, 2015, S. 64–69).

<u>F23.1 akute polymorphe Störung mit Symptomen einer Schizophrenie</u>

Das Störungsbild der Schizophrenie hat eine große Bandbreite verschiedener Symptome. Die Diagnose ist nicht leichtfertig zu stellen und sollte gut abgeklärt werden.

Die Ursache einer schizophrenen Erkrankung sind unterschiedlich. Die Störung geht häufig mit erheblichen Belastungen und Einschränkungen für die Betroffenen und deren Angehörigen einher. Die Schizophrenie ist eine schwerwiegende psychische Störung, bei der es den Anschein hat, dass die Persönlichkeit auseinanderfällt. Das Denken und die Wahrnehmung sind gestört und die Emotionen abgestumpft. Es wird zwischen sogenannten „positiven" und „negativen" Symptomen unterschieden. Wahnphänomene stellen das am häufigsten vorkommende Positivsymptom dar. Dieses Symptom tritt bei ca. 80-90% aller Erkrankten auf. Schizophrenie kommt relativ selten vor. Nur etwa 0,5-1% aller Menschen erleiden im Laufe ihres Lebens diese Erkrankung (Berking & Rief, 2012, S. 153–154; Gerrig, 2016a, S. 582).

Die unterschiedlichen Typen der Schizophrenie lassen sich wie folgt auflisten:

- *Desorganisierter Typus*
  - ➤ Unangemessene Verhaltensweisen und Emotionen, desorganisierte Sprechweise
- *Katatoner Typus*
  - ➤ Erstarrtes, eingefrorenes oder reizbares motorische Verhalten
- *Paranoider Typus*
  - ➤ Verfolgungs- und Größenwahn
- *Undifferenzierter Typus*

- Verschiedene Symptome mit unterschiedlichen Typen zusammen mit Denkstörungen

- *Residualer Typus*

- Ohne Hauptsymptome, aber Hinweise auf Weiterbestehen der Störung durch geringfügige Symptome

(Gerrig, 2016a, S. 583)

4.4. Begründung der Diagnose:

Wird die Realität falsch beurteilt, kann es sich um Wahnvorstellungen handeln. Lässt sich der Patient nicht von diesen Ideen, die nichts mit der Wirklichkeit zu tun haben, abbringen, und verändert sich dadurch sein Verhalten, sind Wahnvorstellungen vorhanden (*Wahn*, 14. Juni 2023.; Berking & Rief, 2012, S. 154).

Der Patient hatte vor Beginn der Störung eine Lebenspartnerin. Diese hat sich plötzlich und unerwartet von ihm getrennt. Herr W. ist davon überzeugt, dass der BND die Beziehung zu seiner Freundin negativ beeinflusst hat. Die akute Belastung der neuen Situation, finanzielle Probleme durch die Trennung, zudem der hohe Druck in der Arbeit und ein Gefühl der Leere warne der Auslöser dieser Störung. Bildgebende Verfahren des Gehirns waren unauffällig. Das Blutbild zeigte erhebliche Anzeichen einer Intoxikation durch Rauschmittel. Neurologische Untersuchung weisen ebenfalls auf die Diagnose hin. Die Kriterien der F12.0 sowie der F23.1 sind erfüllt. Es liegen stabile Wahnideen, die auf eine Intoxikation und einen Krankheitsausbruch einer akuten Störung mit Symptomen einer Schizophrenie zurückzuführen sind, vor. Der Zeitraum entspricht den Kriterien. Ratlosigkeit und Verwirrtheit kommen häufig vor, die zeitliche, örtliche und personale Desorientiertheit ist jedoch nicht andauernd oder schwer genug, um die Kriterien für ein organisch verursachtes Delir (F05.-) zu erfüllen (Taschenführer zur ICD-10-Klassifikation psychischer Störungen, 2015, S. 107–113).

Es zeigte sich im Laufe der Untersuchungen und in Gesprächen mit dem Patienten und seinem nahen Umfeld, dass sich schon in der Vergangenheit motorische, soziale, affektive und kognitive Auffälligkeiten in der Kindheit und Jugend bemerkbar machten. Eine erhöhte Reizbarkeit, Anspannung und die immer geringer werdende Belastbarkeit wurden vielseitig beschrieben. Dies war auch eine der Hautpursachen, warum die Beziehung zu seiner Lebensgefährtin in der jetzigen Lebensphase scheiterte, da diese Symptome erneut stark anhielten (Benkert & Hippius, 2009, S. 188). Der Patient hatte im jungen Erwachsenem Alter, von ca. 24 Jahren, bereits einen Klinikaufenthalt mit einer Verdachtsdiagnose der Schizophrenie. Diese konnte zum damaligen Zeitpunkt nicht zweifelsfrei gesichert werden. Der erneute Ausbruch zeigt, dass die Vorstufen der Erkrankung bereits retrospektiv zu erkennen waren. Ein erhöhter Substanzmissbrauch durch Cannabis, Stress in der Arbeit und in der Partnerschaft, lösten vermutlich einen weiteren schizophrenen Schub aus (Benkert & Hippius, 2009, S. 188–189).

Der Patient bleibt vorerst stationär, bis sich sein allgemeiner Zustand verbessert. Patienten mit einer Doppeldiagnose (Abhängigkeitserkrankung und Schizophrenie) neigen zu stärkeren Positivsymptomen und einem schwierigeren Verlauf, welcher eine ungünstige Prognose mit sich führt (Benkert & Hippius, 2009, S. 197).

Ausschluss anderer Diagnosen:

F23.3 andere* akute vorübergehend wahnhafte psychotische Störungen

Die Kriterien einer Schizophrenie sind erfüllt.

F05 Delir, nicht durch Alkohol oder andere psychotrope Substanzen bedingt

Es konnten keine Hirnorganischen Schäden nachgewiesen werden.

F23.0 akute polymorphe psychotische Störung ohne Symptome einer Schizophrenie

Akute Belastung liegt vor. Die Kriterien einer Schizophrenie sind erfüllt.

F23 akute vorübergehende psychotische Störungen

Die Kriterien einer Schizophrenie sind erfüllt.

F30.2 Manie mit psychotischen Symptomen

Es konnte keine gesteigerte Libido, ein vermindertes Schlafbedürfnis oder gesteigerte Geselligkeit nachgewiesen werden.

5. Medikation und weitere Therapien:

5.1. Medikamentöse Therapie:

Antipsychotika werden zur Behandlung von psychotischen Erkrankungen, die mit Wahn und/oder Halluzinationen einhergehen, eingesetzt. Antipsychotika reduzieren Denk- und Wahrnehmungsstörungen, Angst, Anspannung sowie Agitation. Intellekt und Bewusstsein bleiben von der Wirkung im Wesentlichen unbeeinflusst (Seifert, 2018, S. 347–348).

Zudem können sie in einer Kombinationstherapie mit einem sedierenden Antipsychotikum, als Beruhigungsmittel bei Unruhe, Ängsten und Erregungszuständen verordnet werden (Benkert & Hippius, 2009, S. 199; Seifert, 2018, S. 347–348).

Wenn die Einnahme so nicht hinreichend ist, kann die Medikation weiter eskalieren, indem man ein starkes Antipsychotikum und ein schwaches Antipsychotikum kombiniert, um die Behandlung des unruhigen Patienten einzuleiten. Eine weitere Möglichkeit wäre es, dem Patienten ein typisches und ein atypisches Antipsychotikum zu verabreichen, wenn sich die Psychose komplizierter darstellt, als angenommen (Laux & Dietmaier, 2013, S. 64). Verweigert der Patient die Einnahme von Tropfen oder Tabletten, kann das Präparat mit einer Spritze appliziert werden. Wenn sich der Patient nicht beruhigen lässt oder aggressiv auf die Therapieversuche reagiert, kann eine Sedierung des Patienten in Betracht gezogen werden.

Bei einer Behandlung einer Doppeldiagnose, zur Schizophrenie bestehenden Cannabis-Abhängigkeit, werden AAP empfohlen. *Olanzapin* (10 mg/Tag) wurde in einer kontrollierten Studie (4 Wochen) bei gleicher Wirksamkeit besser vertragen als *Haloperidol* (10 mg/Tag). *Risperidon* (6 mg/Tag) ist hingegen nicht zu empfehlen. Weitere offene Studien belegen die positiven Effekte auf beide Störungen für *Olanzapin*, *Clozapin* (in üblicher Dosierung) und *Quetiapin* (im Mittel 400 mg/Tag). (Benkert & Hippius, 2009, S. 199).

Nach der Akutphase bei schwerer Symptomatik, kann Medikamentös in die Stabilisierungs- und Langzeitmedikation übergegangen werden. Hier gilt das Konzept der niedrigsten effektiven Dosis (Benkert & Hippius, 2009, S. 241).

5.2. Mögliche Nebenwirkungen:

Eine Behandlung mit Medikamenten geht mit Nebenwirkungen einher und es gilt zu beachten, dass es kein einheitliches Profil gibt. Mögliche Nebenwirkungen können sein: Schläfrigkeit, Benommenheit, Müdigkeit, Schwindel, Kopfschmerzen, Gewichtszunahme, Mundtrockenheit, Magen-Darm-Beschwerden, Diabetes Mellitus Entzugssymptomen, Tachyarrhythmien (DocCheck, 2022, 12. Juni 2023; Seifert, 2018, S. 346–347; *PharmaWiki - Olanzapin*, 14. Juni 2023.).

Des Weiteren muss eine enge Kontrolle der Blutwerte erfolgen, da das Medikament Olanzapin eine pathologische Glucose-Toleranz hervorrufen kann. Ebenfalls können Hyperlipidämien entstehen. Es empfiehlt sich eine regelmäßige Kontrolle der Fettwerte im Blut (Benkert & Hippius, 2009, S. 222).

Kontraindikation:

Olanzapin darf nicht zusammen mit anderen Medikamenten verabreicht werden, die eine Agranulozytose hervorrufen können (z.B. Carbamazepin). Weiterhin besteht das Risiko eines Engwinkelglaukoms (DocCheck, 2022b, 14. Juni 2023; PharmaWiki - Olanzapin, 14. Juni 2023.). Natürlich muss nach einer bekannten Überempfindlichkeit der Medikamente im Allgemeinen gefragt werden.

5.3. Weitere Therapiemöglichkeiten:

Medikamente alleine können keine psychischen Probleme lösen. Richtig angewandt können sie helfen, eine Linderung der Symptome hervorzurufen um weitere Therapien zu ermöglichen. Zu Beginn einer nichtmedikamentösen Therapie muss ein ärztliches Gespräch erfolgen.

Die Psychotherapie bei Psychosen ist ebenfalls sinnvoll.

- Verminderung der individuellen Vulnerabilität

- Verringerung von ungünstigen Einflüssen äußerer Stressoren

- Verbesserung der Lebensqualität, Verringerung von Krankheits-Symptomen

- Forderung und Verbesserung von Fähigkeiten zur Kommunikation

- Bewältigung der Krankheit und ihrer Folgen (Akzeptanz einer rezidivierend verlaufenden Erkrankung, Selbstmanagement, Problembewältigung)

(DocCheck, 2022b)

Da bei dem Patienten eine Doppeldiagnose vorliegt, sollte das Ziel der Erhöhung von Therapiemethoden ebenfalls im Vordergrund stehen. Der Patient und seine Bezugspersonen können an integrativen Therapieprogrammen teilnehmen, die beide Störungsbilder berücksichtigen. Psychoedukation, Motivationsförderungen in der Therapie, kognitive Verhaltenstherapie, Familienintervention und sozialrehabilitative Maßnahmen können in diesem Fall eingesetzt werden (DocCheck, 2022b, 14. Juni 2023; Benkert & Hippius, 2009, S. 198; Berking & Rief, 2012, S. 159–161).

6. Kritische Diskussion:

Der Wandel der Zeit bringt verschiedene Veränderungen psychischer Gesundheit und Krankheit mit sich. Wir leben in einer Welt voller Hektik, Digitalisierung, ständiger Erreichbarkeit und unzähligen Möglichkeiten, sich positiven sowie negativen Stress auszusetzen. Die medizinischen Erkenntnisse im letzten Jahrhundert sind enorm angestiegen. Sei es durch die Beobachtung von Menschen, legaler oder illegaler Versuche an und mit Menschen, Erfahrungen durch Kriege und Nachkriegszeiten, sowie den immer besser werdenden Möglichkeiten, Medikamentöse Behandlungen durchzuführen und zu dokumentieren. Die Psychopharmakologie war ab den 1950er

Jahren eine wichtige Komponente der Hirnforschung, mit der die Auswirkungen unterschiedlicher Präparate auf das Gehirn untersucht wurden.

Psychopharmaka sind die wohl umstrittenste Arzneimittelgruppe der Medizin. Viele Menschen stehen der Medikation skeptisch gegenüber. Sie sollen abhängig machen, nur ruhigstellen und die Persönlichkeit langfristig verändern. Negative Schlagzeilen und eine oftmals unqualifizierte Berichterstattung in den Medien schüren die Vorurteile und Wirksamkeitszweifel gegenüber der Psychopharmakologie (Laux & Dietmaier, 2018, S. 5–6).

Wann sind Psychopharmaka hilfreich? Bezugnehmend auf das dritte Kapitel zeigt sich, dass unterschiedliche psychische Erkrankungen mit unterschiedlichen Medikamenten behandelt werden können. Die Nebenwirkungen sind bekannt und die Erfahrungen der Psychopharmakologie erweitert sich kontinuierlich. Einen großen Stellenwert haben Psychopharmaka in der Behandlung von Symptomen wie Depressivität, Wahnvorstellungen, Schlafstörungen, Angst-, Panik und Zwangsstörungen, Erregungszuständen sowie bei chronischen Schmerzsyndromen und zur vorübergehenden Sedierung, vor operativen Eingriffen. Hilfreich sind Psychopharmaka auch in der Behandlung von Demenzen und Aufmerksamkeits-/ Hyperaktivitäts-Störungen (Laux & Dietmaier, 2018, S. 20).

Ob Medikamente aufgrund der Möglichkeiten vielleicht zu leichtfertig verordnen werden? Diese Gefahr ist durchaus in Betracht zu ziehen. Wechselwirkungen und Nebenwirkung sind nach wie vor ein großes Thema. Nicht jeder Allgemeinarzt oder Internist ist immer auf dem neusten Stand, und kann die Risiken einer Wechselwirkung gut einschätzen. Das kann unter Umständen zu schwerwiegenden Beeinträchtigungen der Patienten führen. Auch das „Arzthobbing" erleichtert es den Patienten, an verschiedene Medikamente heranzukommen. Es fehlt zudem an Fachärzten und weiteren Therapiemöglichkeiten. Die unterschiedlichen Indikationen und Wirkungsmechanismen zeigen auf, wie wichtig die Auseinandersetzung mit dem Thema ist um feststellen zu können welcher Arzneistoff für welche Patienten bedeutend und hilfreich ist. Klar ist, dass psychische Erkrankungen immer öfter auftreten und die Ursachen dafür mit den Belastungen im Alltagsleben zusammenhängen.

Trotz der kritischen Aspekte sind Psychopharmaka unverzichtbar. In der Behandlung verschiedener psychischer Erkrankungen, konnten sie zur Humanisierung der Psychiatrie beitragen. Des Weiteren wurden Voraussetzungen für soziotherapeutische und psychologische Behandlungsmaßnahmen geschaffen (Laux & Dietmaier, 2018, S. 20).

7. Fazit und Ausblick:

„Seit es möglich war, psychische Funktionen mehr oder weniger gezielt mit Psychopharmaka zu beeinflussen, kam es zu einer stürmischen Entwicklung: Psychopharmaka gehören heute zu den am meisten verordneten Medikamenten und werden von fast jedem Arzt routinemäßig eingesetzt." (Laux 2013, S. 18).

Depressive Erkrankungen sind in der heutigen Zeit nicht mehr ungewöhnlich und haben in der Gesellschaft an Akzeptanz und Ernsthaftigkeit gewonnen. Die medikamentösen und konsequente Therapien sind heutzutage die bedeutendste Form der Behandlung. Psychopharmaka sind aus der Therapie psychischer Erkrankungen nicht mehr wegzudenken. Die Arzneimitteltherapie nimmt heutzutage im medizinischen Versorgungssystem eine dominierende Position ein.

Weiterhin ist die Inzidenz steigend und die Kosten für die Behandlungen der Patienten wachsen unaufhörlich. Dies stellt eine Herausforderung und wirtschaftliche Belastung für unser Gesundheitssystem dar. Die WHO empfiehlt zur Verbesserung der Situation die Risikofaktoren zu minimieren, indem vorbeugende Maßnahmen angeboten und etabliert werden. Im Fokus steht die Stabilität im Familienleben, Persönlichkeitsentwicklung, die Gestaltung eines soliden sozialen Netzwerks und die Verdrängung von Suchtmitteln. Insgesamt geht es um die Förderung der psychischen Gesundheit und weniger um Behandlungsansätze für psychische Erkrankungen.

Auf der Website des Bundesministeriums für Soziale Sicherheit wird der Begriff „ Psychische Gesundheit " erwähnt und nicht die psychischen Krankheiten. Wenn jedoch der Versorgungsbericht für psychisch kranke Personen dargelegt wird, wird klar, dass die Behandlung psychisch Kranker mit Medikamenten essentiell ist. Die Gruppe der Antidepressiva macht fast die Hälfte der verordneten Psychopharmaka aus. (Bencic 2003, S. 7f). Die medikamentöse Behandlung der Patienten nimmt den zweithöchsten Rang unter den Therapiemaßnamen ein. Sie liegt nur knapp hinter den Therapiegesprächen (Laux & Dietmaier, 2018, S. 5–6).

Es ist wichtig weiterhin offen und ehrlich über psychische Erkrankungen zu sprechen, und die Dinge beim Namen zu nennen. Es kann aus keiner psychischen Erkrankung eine psychische Gesundheit gezaubert werden, aber wenn die Stigmatisierung der Patienten aufhört, es mehr präventive Maßnahmen gibt und unser Gesundheitssystem nicht weiter kaputtgespart wird, stehen die Chancen gut, dass weniger Menschen erkranken oder eine schnellere Genesung stattfinden kann.

Literaturverzeichnis

3 Therapieplanung. (Abgerufen am 01. Juni 2023). Leitlinien.de. Abgerufen am 1. Juni

    2023, von https://www.leitlinien.de/themen/depression/version-3/kapitel-3

Aktories, K., Flockerzi, V., Förstermann, U. & Hofmann, F. B. (2022). *Allgemeine und*

    spezielle Pharmakologie und Toxikologie: Begründet von W. Forth, D.

    Henschler, W. Rummel.

Befundomat.de. Abgerufen am 08. Juni 2023, Befundomat.de.

    https://befundomat.de/psychopathologischer-befund.html

Bencic, W. (2003): Versorgung mit Antidepressiva. Linz: Johannes Kepler

    Universität.

Benkert, O. & Hippius, H. (2009). *Kompendium der psychiatrischen Pharmakotherapie:*

    mit 60 Tabellen. Springer Science & Business Media.

Berking, M. & Rief, W. (2012). *Klinische Psychologie und Psychotherapie für Bachelor:*

    Band I: Grundlagen und Störungswissen. Lesen, Hören, Lernen im Web.

    Springer.

DocCheck, M. B. (2021). Abgerufen am 25. Mai 2023, Wechselwirkung - DocCheck

    Flexikon. https://flexikon.doccheck.com/de/Wechselwirkung

DocCheck, M. B. (2023). Abgerufen am 01. Juni 2023, Nebenwirkung - DocCheck

    Flexikon. *DocCheck Flexikon*. https://flexikon.doccheck.com/de/Nebenwirkung

DocCheck, M. B. (2022b). Abgerufen am 14. Juni 2023, Schizophrenie - DocCheck

    Flexikon. *DocCheck Flexikon*. https://flexikon.doccheck.com/de/Schizophrenie

Duden | Herkunft und Bedeutung von „Psychopharmaka". (o. D.). Duden. Abgerufen

    am 3. Juli 2023, von

    https://www.duden.de/sprachwissen/sprachratgeber/Psychopharmaka

Freissmuth, M., Offermanns, S. & Böhm, S. (2020). *Pharmakologie und Toxikologie:*

    Von den molekularen Grundlagen zur Pharmakotherapie. Springer-Verlag.

Gerrig, R. J. (2016a). *Psychologie* (20. Aufl.). Pearson.

Gladtke, E. & Von Hattingberg, H. M. (1977). *Pharmakokinetik: Eine Einführung.*

    Springer.

Hautzinger, M. & Thies, E. (2009). *Klinische Psychologie: Psychische Störungen*

    kompakt: mit Online-Materialien.

Hess, V. (2007). [Psychochemicals crossing the wall. The introduction of psychoactive

    pharmaceuticals in the German Democratic Republic--a perspective from the

    new historiography of drugs]. *Medizinhistorisches Journal, 42*(1), 61–84.

    https://pubmed.ncbi.nlm.nih.gov/17874752/

Laux, G. & Dietmaier, O. (2013). *Psychopharmaka: Übersichtlich und verständlich Für*

    Patienten, Angehörige und Profis in der Pflege. Springer-Verlag.

Laux, G. & Dietmaier, O. (2018). *Psychopharmaka: Ratgeber für Patienten und*

    Angehörige. Springer.

Myers, D. G. (2014). *Psychologie.* Springer.

PharmaWiki - Olanzapin. (o. D.). Abgerufen am 14. Juni 2023, von

    https://www.pharmawiki.ch/wiki/index.php?wiki=Olanzapin

Schmidt, H. & Estler, C. (2006). *Pharmakologie und Toxikologie: für Studium und*

    Praxis ; mit 281 Tabellen. Schattauer Verlag.

Seifert, R. (2018). *Basiswissen Pharmakologie.* Springer.

Taschenführer zur ICD-10-Klassifikation psychischer Störungen*: nach dem Pocket*

    Guide von J.E. Cooper. (2015).

Therapeutic Drug Monitoring. (2021, 22. September). Abgerufen am 22. Mai 2023, von

    https://www.limbachgruppe.com/fachbereiche/therapeutic-drug-monitoring/

Tölle, R. & Windgassen, K. (2009). Psychiatrie: einschließlich Psychotherapie.

Versorgung - Compliance - Was ist das und wie kann sie verbessert werden?

    (Abgerufen am 16. Mai 2023). Stiftung Deutsche Schlaganfall-Hilfe.

    https://www.schlaganfall-hilfe.de/de/fuer-betroffene/alltag-mit-

    schlaganfall/medizinische-versorgung/compliance

Vögtli, A. V. (2007). *pharmaWiki.* https://www.pharmawiki.ch/wiki/. Abgerufen am 5.

Juni 2023, von https://www.pharmawiki.ch/wiki/index.php?wiki=Clobazam

Wahn. (o. D.). Lexikon der Psychologie. Abgerufen am 14. Juni 2023, von

https://www.spektrum.de/lexikon/psychologie/wahn/16581

Wittchen, H. & Hoyer, J. (2006). Klinische Psychologie & Psychotherapie. In *Springer*

eBooks. https://doi.org/10.1007/978-3-540-28511-3